BIODINAMICA DELL'OSTEOPATIA

Fase Cinque

Seconda edizione

James Jealous, D.O.

Per ulteriori informazioni sul Dr. Jealous, si prega di consultare:
https://BiodynamicsOfOsteopathy.com

ISBN: 979-8-2561-9074-3

Questa è la traduzione del libro originale in inglese. Nonostante siano stati compiuti tutti gli sforzi ragionevoli per fornire una traduzione accurata, non è garantita. I lettori potrebbero dover fare riferimento al libro originale in inglese per qualsiasi informazione critica.

Prima edizione 2025
Seconda edizione 2026

James Jealous, D.O. (1943–2021) ha esercitato la professione di medico osteopata, insegnante e autore per molti anni. Ha dedicato la sua vita alla fondazione e allo sviluppo della metodologia specifica della **Biodinamica dell'Osteopatia**, seguendo gli insegnamenti del Dr. A. T. Still e del Dr. W. G. Sutherland.

Questo è uno dei volumi della serie "Biodinamica dell'osteopatia". Questi manuali sono nati organicamente da una serie di dispense scritte dal dottor Jealous e fornite agli studenti durante i corsi da lui tenuti e da quelli dei suoi insegnanti. Dopo molti anni, ha raccolto le dispense e creato dei manuali di corso individuali, ampliandoli e riscriverli più volte. Dopo ulteriori anni, si sono evoluti ulteriormente fino a diventare dei libri.

Il materiale contenuto in questo libro ha solo scopo informativo e non sostituisce i consigli e le cure del tuo professionista della salute. Si presuppone una conoscenza pregressa dell'osteopatia e si consiglia di cercare insegnanti esperti e competenti che possano aiutarti a comprendere i concetti esposti, in particolare quelli relativi alle eventuali sessioni pratiche. L'autore, il titolare dei diritti d'autore e il titolare del marchio declinano espressamente ogni responsabilità per eventuali decisioni, azioni o conseguenze derivanti dall'uso e dall'applicazione del materiale.

INDICE

L'OSTEOPATIA È UN SERVIZIO

Usiamo le nostre mani...

Per trattare il paziente nella sua interezza.
Per ascoltare i movimenti interiori della vita.
Per trattare tutti i livelli di malattia.
Per assistere nella costruzione della riserva funzionale del paziente.
Per supportare l'omeostasi e la troficità, bilanciando l'attività del sistema nervoso autonomo.
Per esplorare "leggi non formulate da mani umane" (Dott. Still e Dott. Sutherland).
Per cooperare e comunicare con le Leggi della Natura (Dott. Wales).
"Per trovare la salute" (Dott. Still).
Per arrivare al piano di trattamento.
Per arrivare alla diagnosi.
Per aiutare a stabilire un punto di riposo o neutro attorno al quale l'intero possa trovare equilibrio.
Per trovare la causa.

Crediamo...

Abbiamo una capacità innata di guarire.
Il paziente funziona come un tutto.
Il sistema nervoso autonomo gioca un ruolo fondamentale nella malattia e nella guarigione. Struttura e funzione sono una forma di attività.
Il Divino è presente.
La vita va oltre la morte.
C'è un movimento costante verso la normalità.
Siamo qui per servire l'umanità.

La **Normalità** è ...

"Un senso di pace e armonia" (Dott. Sutherland).
Facilità di movimento senza tensione.
Capacità di neutralità.
Senso di totalità nella vita.
Capacità di adattamento e cambiamento senza compensazione.

“L'abilità è proporzionale alla propria comprensione della normalità.” (Dr. Still)

"È conveniente descrivere la mobilità articolare cranica in tre divisioni, ma è necessario ricordare che il tutto include le parti, e che l'azione avviene simultaneamente in tutte le parti."

W. G. Sutherland, D.O. (Insegnamenti nella scienza dell'osteopatia, p. 67).

"Ritengo sia mio dovere mettere in guardia sull'uso di qualsiasi applicazione di una tecnica di contatto diretto alla base sfenoide o all'apice della porzione petrosa. Questo tipo di tecnica influisce direttamente su una grave tensione nell'area di giunzione della grande vena cerebrale con il seno rettilineo. Si prega di considerare questo come una critica costruttiva da parte di chi ha avuto notevolmente più esperienza di altri nel contesto. Basta così, spero."

W.G.S.

(1949 OCA Giornale)

"Li allenerai a osservare senzainterferire." W.G.S.

(Insegnamenti nella Scienza dell'Osteopatia, p. 151)

IL VOLTO

La Fase Uno riguarda il movimento involontario, presente nel Tutto e nella lesione.

Nel nostro lavoro, abbiamo imparato a sincronizzarci con la respirazione primaria prima di affrontare qualsiasi trattamento. Questa sincronizzazione è la chiave per lavorare con tassi stabili e non irritare il sistema. Questo principio di sincronizzazione con un aspetto Sano del paziente permea l'intero programma di insegnamento. Iniziamo con la Salute! Questa sincronizzazione sposta la nostra consapevolezza a un livello diverso di ricettività, permettendoci di vedere la respirazione primaria piuttosto che il campo della lesione, e questo alla fine ci porta a comprendere l'intenzione della respirazione primaria.

La Fase Due riguarda la comunicazione con le leggi naturali della guarigioneche circondano l'attività a due o tre cicli al minuto.

Nel nostro lavoro nella Fase Due, non solo ci siamo sincronizzati con la respirazione primaria, ma abbiamo anche aggiunto l'abilità di percepire il fulcro, l'Immobilità attorno e attraverso la quale la respirazione crea la sua forma e funzione.

Questo rappresenta un tipo di sincronizzazione diverso rispetto a quello della Fase Uno, e ha profondamente spostato la nostra consapevolezza.

Quando si manifesta questo nuovo formato, il trattamento si esprime automaticamente. Il punto finale del trattamento, rispetto alla Fase Uno, rivela diverse differenze. I punti di quiete sono più profondi e ampi, e dopo il ritorno della marea, il ritmo è molto più lento rispetto all'inizio.

Inoltre, scopriamo che questo tipo di sincronizzazione funziona esclusivamente con il corpo fluido, e il risultato del trattamento è più completo rispetto a quando si lavora solo con i tessuti. Questo accade perché la dinamica del corpo fluido forma il tessuto, e lavorando in questo modo troviamo che il tessuto è in grado di essere più metabolicamente stabile, un precursore della guarigione.

Inizialmente non ci fidiamo completamente, ma poi riconosciamo la verità e la saggezza di questo metodo e come si integri con le spiegazioni di Sutherland e Still. (Rileggi il primo capitolo di *Filosofia dell'Osteopatia* di A. T. Still.)

La Fase Tre è incentrata sulle attività della Marea Lunga, che è il punto in cui è terminata la Fase Due.

Nella Fase Tre abbiamo esplorato una forza terapeutica già presente nel campo della lesione.

Abbiamo esaminato i "sacchi" del cranio. Abbiamo appreso che il sistema durale non è composto da tre falci, ma piuttosto da una serie di pieghe in un sacco, che sorgono durante la crescita e lo sviluppo. Abbiamo osservato l'incredibile relazione tra i sacchi durali superiori e inferiori, uno attorno al cervello vero e proprio e uno attorno al cervelletto. Questo ci ha risvegliato all'indipendenza di due tende separate.

Abbiamo anche scoperto che la Marea Lunga è un'espressione del "Mare Intorno a Noi." Abbiamo notato che la Zona D, l'orizzonte, e il Filo (lungo il quale la Marea Lunga si muove durante il suo corso terapeutico previsto) sono tutti collegati come leggi naturali relative a questo livello di

Respirazione Primaria (100 secondi per ciclo). Per sincronizzarci con questo livello, dovevamo essere consapevoli di un Oceano delle dimensioni della circonferenza dell'orizzonte, espirare la nostra attenzione e attendere. Questo rivela un altro percorso verso un altro livello della Marea. È importante notare che la Marea Lunga non può essere affrontata senza la conoscenza sopra menzionata, che ha richiesto molti anni per essere esplorata e cominciare a essere compresa.

La Fase Quattro si concentra sulla linea mediana.

La linea mediana ci sincronizza. Ci centra in modo tale da diventare naturalmente consapevoli della Zona D e della quiete dinamica nel "Mare Intorno a Noi." Questa non è la Zona A, la Zona B o la Marea Lunga. La linea mediana non è una linea, ma un luogo dove le relazioni spaziali si esprimono come un tutto... non è come l'embriologia segmentale, che si concentra attorno alla notocorda. La Linea Mediana è il santuario della Salute e delle sue forze terapeutiche.

La Quietudine nella Fase Quattro è molto diversa da quella delle Fasi precedenti. Qui, in questo nuovo mondo, siamo centrati dalla "Quietudine al Centro della Creazione."

La Fase Cinque è una pausa, un'opportunità per Respirare.

Mentre lasciamo la Fase Quattro alle spalle, abbiamo bisogno di tempo per adattarci alla Marea che ci Centra. Questo può richiedere anni, e spesso lo fa, perché non lo vediamo accadere. Può accadere in qualsiasi momento del giorno o della notte, e il cuore deve accoglierlo e vedere l'aiuto molto chiaramente. La quiete del Terzo Livello annunciata nella Fase Quattro è una verità reale, e i nostri sensi devono apprezzare il nuovo terreno.

Nella Fase Cinque della Biodinamica dell'Osteopatia arriviamo al volto.

Ho messo insieme questo osservando la marea portarmi a una nuova comprensione. Mi sento come un reporter per l'Ocean News.

Il trattamento del volto è stato un altro capolavoro di Will Sutherland. Sono sicuro che tutti voi conoscete l'anatomia dettagliata delle suture che ha introdotto nella professione. Il volto come realtà biomeccanica, guidato dalla base che era guidata dai tre falci, era un capolavoro di comprensione. Il volto presentato in quel modo ha limiti che sono effetti delle limitazioni della tecnica d'azione diretta orientata alle suture. Sutherland afferma chiaramente molte volte che è andato oltre il modello preferito da Magoun.

Nella Fase Quattro, abbiamo studiato la quiete dinamica della linea mediana e abbiamo iniziato a lasciare che i nostri sensi funzionassero senza anatomia, segmenti o campi fluidi. I risultati nella pratica clinica sono meravigliosi. La marea ci ha portato da qualche parte. È così che la biodinamica del volto è diventata ciò che è. Siamo stati portati qui dalla quiete che ci centra.

Mentre lavoriamo in questa fase, utilizzeremo tutti i principi che abbiamo appreso fino ad oggi. Lavoreremo con il cambiamento automatico (2–3 cpm) e vedremo cosa ci dice sul volto che è diverso dal modello precedente.

Lavoreremo con la presenza terapeutica della Marea Lunga e vedremo cosa

possiamo imparare sul volto da quel paesaggio.

Lavoreremo anche con la Quiete Dinamica e vedremo cosa ci insegna, e, naturalmente, l'accensione non sarà lontana dai risultati.

Questo potrebbe essere un ripasso, tranne che dobbiamo imparare un nuovo formato e linguaggio per il volto che si adatti meglio alle nostre esigenze come osteopati.

PRIMA MEDITAZIONE PER LA FASE CINQUE

Nella Fase Quattro abbiamo osservato che i respiri della respirazione primaria e toracica sono collegati. Li abbiamo percepiti separatamente pur essendo consapevoli di una Quiete nella Zona C. Questo di solito crea un'attenzione stabile e apre le porte a vedere di più sulle relazioni endemiche alla respirazione.

Ora esploreremo ulteriormente questo mentre le nostre mani sono sul paziente. La ricerca qui è per il fulcro, il luogo di nascita del comune "genitore" da cui entrambi sorgono come Uno.

Nelle Fasi Sei, Sette e Otto questo cambierà molto mentre vediamo le idee sbagliate che nutriamo sulla priorità di uno rispetto all'altro. Vedremo anche che la respirazione toracica è più dei polmoni, delle costole e di un diaframma, ed è per questo che abbiamo iniziato l'esplorazione del CV4. Inoltre, nella Fase Quattro abbiamo preso nota del Primo Respiro e della sincronizzazione di Respiro e Accensione come una singolarità che aumenta la vitalità del neonato e la capacità di dispiegarsi.

In noi stessi ci sono le risposte, non in un libro. Non siete qui per seguirmi, ma piuttosto per vedere e comprendere i principi che l'Osteopatia ci ha dato:

1. Trova la salute.
2. Dov'è il fulcro del processo che stai osservando?
3. La Marea ti centra.
4. L'interezza è la realtà scelta dell'Osteopatia.
5. Tutto questo riguarda te così come il paziente.
6. Stiamo seguendo il profumo della Marea; non c'è una mappa.
7. Segui ciò che porta pace al tuo cuore e alla tua mente.

8. Vai nella direzione della tua salute.
9. Cerca qualcosa che non hai mai visto o sentito prima.

OSSERVAZIONE DELLA RESPIRAZIONE TORACICA

Pratico

La respirazione toracica non è solo i movimenti somatici delle costole, dei polmoni e del diaframma.

Respirare è ossigeno, metabolismo, scarto e rinnovamento in ogni goccia dell'intero.

La respirazione toracica è perfetta nella salute; si muove senza resistenza. Tutti gli esseri viventi respirano.

La respirazione toracica non è iniziata con te. È iniziata all'inizio, che è Eterno.

Il prossimo respiro è lo stesso del Primo Respiro, soffiato nelle narici della prima Persona.

Dov'è il fulcro genitore su cui la respirazione toracica si posa e da cui è formata?

I CAMPI FLUIDI DEL VOLTO

Questa prima sezione è solitamente un po' sconcertante, probabilmente perché embriologi e anatomisti hanno entrambi contribuito alla nostra conoscenza del volto e non hanno mai sviluppato un linguaggio comune. I nomi a volte provengono da una disciplina e a volte dall'altra. Questo confonde la mente pratica di un clinico che saggiamente vede le incongruenze.

Il lavoro del Dr. Sutherland sul trattamento del viso è un altro modello. Spero che il lettore abbia avuto il vantaggio di studiare le sue discussioni dettagliate sulle suture altamente raffinate e precise del cranio e i loro movimenti. Ci sono molti modi di guardare alla testa e al collo superiore. Tutti si intrecceranno nella tua mente come un'unica immagine una volta che lavori con il modello Biodinamico e vedi le immagini che la Marea ti porta.

L'osteopatia riguarda le Leggi Naturali della guarigione. Nient'altro. Queste leggi "non sono create da mani umane." Queste parole sono profondamente importanti; dobbiamo seguire la natura e non i libri. Stiamo esplorando la comunicazione con il mondo Naturale, e speriamo di essere guidati dalle forze terapeutiche interiori.

Seguire la natura non significa guidarla.

Questa conoscenza di seguire la Natura e non manipolarla riecheggia nella filosofia occidentale fino a Socrate, e in Oriente agli antichi insegnamenti sanscriti. È sempre stato il dilemma della psiche umana liberarsi dai propri pensieri e ascoltare senza pregiudizi. Questo corso d'azione è difficile. Solo ascoltare con le mani qualcosa che non hai mai visto prima creerà attrito con la conoscenza autocentrata e le visioni del mondo popolari. Sutherland ha attraversato questo processo lui stesso (vedi L'Odissea Percettiva di Sutherland, Fase Uno).

Cerchiamo di "essere sempre principianti" con cuori freschi e neutrali.

Il nostro compito nella tradizione osteopatica è di scavare, come la natura guida. La nostra responsabilità principale è imparare a comunicare e cooperare con la capacità innata della Natura di trovare un punto di equilibrio di RIPOSO, attraverso il quale possiamo trovare la nostra conversazione interiore con la salute. Questo riposo è dove e quando avviene il lavoro di recupero e riorganizzazione. È uno stato di completa de-facilitazione. Questa comprensione non è nuova. Sia Sutherland che Littlejohn menzionano il libro di John Hilton *Rest and Pain*. Anche Hoover era sulla strada dell'importanza del neutro. Still ci ha indirizzato verso tutto ciò.

Tieni la vecchia conoscenza fuori dal momento e osserva. Poi lascia che le vecchie e nuove comprensioni convergano in una nuova immagine. Ci vuole un po' di tempo, quindi sii paziente, per favore. Un'immagine emergerà, poi la Marea ti sta insegnando.

L'idea dei campi fluidi non è niente di nuovo. È stata parte dell'embriologia e dell'osteopatia per più di cinquant'anni. Il compito di mettere insieme questi due campi è una parte originale del contributo della biodinamica all'osteopatia. L'informazione è stata rivelata dalla Marea.

Lo sforzo di fondere le opere del Dr. Blechschmidt e del Dr. Sutherland è stato un momento di grazia per me. Vedere che due uomini erano consapevoli dello stesso Mistero e che erano ispirati dall'Amore per la Bellezza ha aperto una grande porta.

Le somiglianze nelle loro descrizioni sembrano ancora quasi surreali a volte.

La professione è stata lenta a recepire il messaggio. Credo che ciò sia in parte dovuto alla ristrutturazione mentale che richiede e alle ore di studio che impone. Non abbiamo messo il vino vecchio in bottiglie nuove, abbiamo messo vino nuovo in bottiglie nuove.

Il lavoro di molte persone e critici severi è stato inestimabile nello sviluppo di questo programma e del suo linguaggio. Dal 1982 il quadro si è rapidamente dispiegato e ha continuato a emergere più rapidamente col passare del tempo.

Ora mi rendo conto che non vedrò mai la fine del principio che la Marea svela. La storia arriva a un punto in cui il futuro non può essere presunto durante il trattamento. Lo stesso trattamento non si verifica mai due volte.

Bisogna essere consapevoli della Quiete Dinamica che indica la via ed essere liberi di lasciarsi guarire mentre la Marea opera.

Una cosa è certa... il Respiro della Vita riempie sempre il vuoto con Amore. Le nostre piccole coppe diventano una... poi la persona che ha iniziato a esplorare questo lavoro si immerge in una coppa più grande con più Fuoco.

Per favore, non cercare di imparare accademicamente. Ripeterò le cose più e più volte in stili diversi. Basta ascoltare e osservare quanta bellezza invade la tua mente. La bellezza è viva e ti guiderà. La memoria verrà dall'amore, non dallo studio.

Il mio compito è descrivere e creare un linguaggio come mezzo di comunicazione. Questo semplificherà l'integrazione di tutte le discipline. Questo è necessario perché i linguaggi delle diverse discipline non sono compatibili con la valutazione e il trattamento osteopatico. Il risultato sarà una comprensione più facile di tutte le discipline e delle dinamiche di trattamento.

La forma è un evento matematicamente preciso. L'accuratezza della Marea è severa. Il fulcro è nel mare. Dal mare nasce la formazione.

La spirale logaritmica di dieci gradi è la base della forma.

I campi fluidi creano il sistema nervoso centrale, le viscere craniche e le ossa. Ogni segmento ha attività neurali, viscerali e somatiche da svolgere come una sinfonia nell'intera testa e collo superiore. Questi campi fluidi non sono solo sulla parte anteriore del viso ma attraversano tutto, in modo tridimensionale.

Iniziamo con il campo fluido superiore del viso

Il campo fluido medio del viso è anche conosciuto come il rigonfiamento mascellare

Il campo fluido inferiore del viso è anche conosciuto come l'arco mandibolare, il primo arco faringeo o il primo arco branchiale

La varietà di nomi deriva dalla teoria arcaica che gli esseri umani si siano evoluti dai pesci. La prova che gli esseri umani sono unici dal momento del concepimento non ha, tuttavia, cambiato la terminologia, quindi ho creato un linguaggio diverso per i nostri scopi. Ora abbiamo campi fluidi del viso superiore, medio e inferiore che sono capaci di crescita e sviluppo come un'intera regione della testa, non solo la parte anteriore.

Questa è una visione osteopatica del processo di sviluppo per l'intera testa e collo superiore, progettata per rendere questo insegnamento biodinamico più facilmente comprensibile.

Ciò significa che abbandoniamo l'idea di una base, un viso e una volta come segmenti della testa.

Questa visione elimina anche la divisione del cranio in neurocranio, cranio viscerale e cranio osseo. Come sapete, questi nomi si riferiscono solo alle aree ossee.

L'immagine che vogliamo è quella di segmenti di campi fluidi che lavorano sincronicamente insieme per esprimere la crescita e lo sviluppo dell'intera testa e del collo superiore come un'unità. Ciò significa che ogni campo fluido esprime funzioni somatiche, viscerali e neurali per la sua regione, proprio come i segmenti che troviamo attorno alla notochorda. Questo permette un'inclinazione più osteopatica e sviluppa un linguaggio che ha senso per noi.

In passato, la nostra professione ha guardato al viso attraverso le ossa locali, trascurando l'interezza delle dinamiche dei campi fluidi e l'attività neuro-viscerale nel processo di crescita e guarigione.

C'è un altro campo fluido situato sotto il campo fluido del viso inferiore: il campo fluido ioideo. Ha altri nomi: il secondo arco faringeo o il secondo arco branchiale.

Il nostro linguaggio sarà semplice. Questo non è il secondo arco, è il quarto, ma lo chiameremo campo fluido ioideo, che si trova sotto il campo fluido del viso inferiore. Questo campo estende la sua fluidità attraverso una vasta area dell'intera testa e del collo superiore.

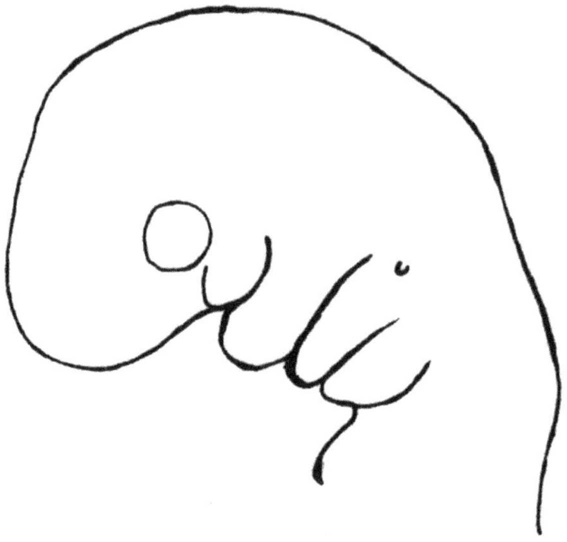

C'è un altro campo sotto il campo fluido ioideo: il campo fluido laringeo.

Questo arco è solitamente il terzo arco, ma per noi è il quinto. Lo chiameremo campo fluido laringeo.

PRATICA SUI CAMPI FLUIDI FACCIALI

Obiettivi di questa Pratica

Un obiettivo è diventare consapevoli dei movimenti quadridimensionali della Respirazione Primaria nei campi fluidi. Questo può comportare la rottura di abitudini sviluppate da modelli di azione diretta, o modelli con orientamento osseo o suturale. L'abitudine di avere una mano attiva e una stabilizzante durante il trattamento deve essere cambiata. Le nostre mani stanno ascoltando e la nostra mente è neutra. Il fluido si muove in tutte le direzioni. Se la nostra abitudine è guardare da davanti a dietro mentre trattiamo il viso, taglieremo il fluido imponendo questa direzione con la nostra attenzione. Le abitudini, se presenti, si manifesteranno nella pratica mentre spostiamo le mani molte volte per vedere se abbiamo delle limitazioni.

L'altro obiettivo è mappare il campo fluido come lo vedi. Sarà leso, quindi la tua mappa sarà unica per questo paziente. Confronteremo ciò che trovi con il modello ideale di salute e impareremo a interpretare ciò che vediamo.

Quando le lesioni fluide si verificano, si bloccano e sembrano come tessuto.

Questo aiuta a spiegare alcune delle strane sensazioni simili al tessuto che incontreremo in questa sessione. La lesione fluida ha molte cause, ma realizzare il fulcro dove il campo è trattenuto aprirà i nostri occhi a nuove diagnosi che migliorano i risultati clinici.

L'intero emergerà man mano che progrediamo.

Ecco un diagramma di come appaiono i campi fluidi nella testa e nel viso.

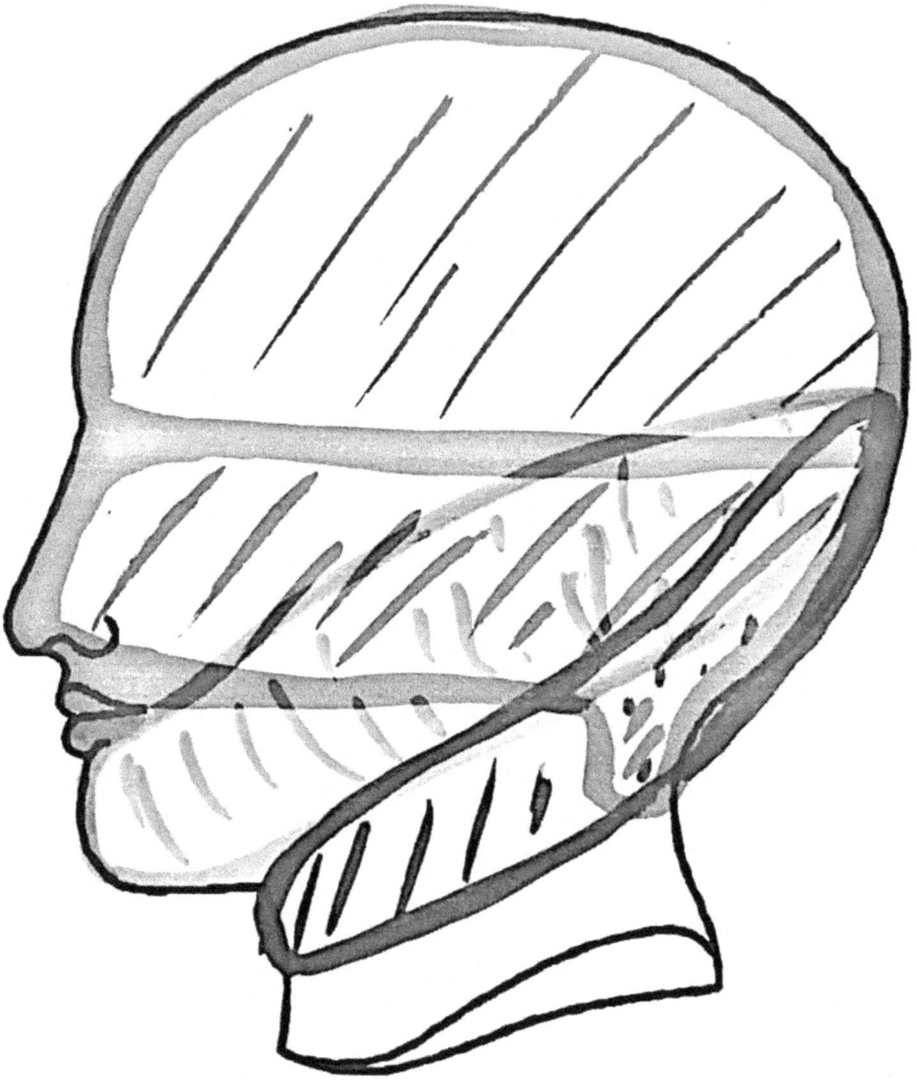

UN CONFRONTO TRA MODELLI MECCANICI E BIODINAMICI DELLE DINAMICHE FACCIALI

Di James Jealous, D.O.

Magoun: No.1

Il viso è mosso dallo sfenoide sotto l'influenza della falce. Lo sfenoide trasmette la forza motrice attraverso i palatini, lo zigoma e il vomere tramite ingranaggi interbloccanti e riduttori di velocità. Pertanto, il viso e la volta sono entrambi movimenti secondari derivanti dall'azione della membrana a tensione reciproca sulla base. Le forze causali sono meccaniche.

Biodinamica: No. 1

Il viso si muove indipendentemente dalla base. Tutti i tessuti, soma, viscerale e neurocranico, sono direttamente sotto l'influenza delle forze di marea della respirazione primaria.

Il movimento nasce dall'attività metabolica che è un effetto della trasmutazione biologica innata, dell'aumento, della sincronizzazione e del disimpegno. Quattro suture sono viste come porte che si aprono e si chiudono, non come ingranaggi. Il movimento osseo non è meccanica lineare ma respirazione intraossea e un cambiamento di forma e tono durante la respirazione primaria. Il principio sottostante del movimento è l'universalità della risposta protoplasmatica alla respirazione primaria.

Inoltre: Nei bambini gli ingranaggi non sono presenti, quindi l'ingranaggio articolare dallo sfenoide al viso, il modo descritto per gli adulti, non è probabile. Anche la membrana di tensione reciproca (falce cerebrale e tentorio del cervelletto) è tessuto durale meningeo non attaccato al periostio nei neonati come negli adulti. Un'altra spiegazione per la base del movimento involontario necessario per la crescita e lo sviluppo deve essere considerata. La spinta fluida nei campi embriologici nel protoplasma è una spiegazione più probabile.

Magoun: No. 2

La parte superiore del viso (osso frontale) è sospesa dalla sutura coronale anteriore delle ossa parietali. Questa è dichiarata come una forza sospensoria per la parte superiore del viso.

Biodinamica: No. 2

Le forze sospensorie si trovano nel campo fluido e nella potenza della marea. Ancora una volta, il viso nel neonato e nel bambino piccolo non ha superfici articolari da cui "sospendersi". Inoltre, le ossa non sono tirate dalla gravità ma mantenute in posizione e in equilibrio dalle forze fluide e di marea.

Magoun: No. 3

La mandibola è un osso non accoppiato.

Biodinamica: No. 3

La mandibola è accoppiata per tutta la vita ed è simile alle ossa frontali con movimento suturato sulla linea mediana.

Magoun: No. 4

La disfunzione facciale viene affrontata partendo dalla base. Si raccomanda di trattare prima lo sfenoide.

Biodinamica: No. 4

La normalizzazione della spinta fluida e delle sue dinamiche spaziali è un elemento chiave per ottenere la normalizzazione del cranio e dei suoi contenuti. Magoun non menziona i movimenti e i principi del trattamento, se non un processo di intrappolamento meccanico che deve essere affrontato con azione diretta.

Magoun: No. 5

I palatini e i mascellari sono i siti di lesione più comuni.

Biodinamica: No. 5

La lesione più comune è la perdita della spinta fluida e la sua capacità di esprimere il cambiamento automatico, l'espressione costante della crescita.

Magoun: No. 6

La deformità craniofacciale e l'asimmetria sono solitamente secondarie a una lesione meccanica locale.

Biodinamica: No. 6

Le dinamiche del corpo fluido regionale e intero possono lesionare il viso.

Magoun: No. 7

Il trattamento dei neonati utilizza i seguenti principi:

1. Test di movimento

2. Direzione di facilità (di solito direzione della lesione)
3. Verso la barriera
4. Tenere
5. Il rilascio articolare tra le ossa alla sutura è il punto finale

La cooperazione del paziente e la direzione della marea sono menzionate solo in una frase senza particolari.

Biodinamica: No. 7

1. Per prima cosa, ristabilire il neutro nell'intero paziente.
2. Contatta la Quiete nel campo fluido.
3. Aspetta—aspetta ancora un po'.
4. Il cambiamento automatico delle forze terapeutiche rilascia osso/membrana/fluido e potenza nel segmento o nella regione embrionale.

Magoun: No. 8

Tieni un osso, disimpegna l'altro (ad es., sfenoide/palatini).

Biodinamica: No. 8

Tensione fluida bilanciata, utilizzando il movimento presente all'interno della lesione.

William G. Sutherland in *Contributions of Thought* discute la sincronizzazione prima del trattamento, per non disturbare i fluidi. Thomas Schooley, nel 1953 *OCA Journal,* raccomanda la tensione fluida bilanciata senza usare la forza del tessuto per il modellamento. Magoun utilizzava solo pressione meccanica ripetitiva (ad es., rimodellamento mascellare) per modellare le lesioni intraossee.

Magoun: No. 9

Relaziona la mandibola agli ossi temporali.

Biodinamica: No. 9

La crescita e lo sviluppo della mandibola sono influenzati dal primo arco faringeo, dai tessuti neurocranici e dalle forze dei tessuti occipitali, ecc.

Il trattamento della mandibola in via di sviluppo coinvolge un campo fluido molto ampio che si relaziona solo parzialmente ai campi di sviluppo nell'ATM e abbraccia l'intera linea mediana, la testa e il collo superiore.

Magoun: No. 10

Le lesioni intraossee sono tra le parti embrionali dell'osso (petroso, temporale, mastoideo temporale, eccetera).

Biodinamica: No. 10

Sebbene le lesioni descritte da Magoun si verifichino principalmente come eventi ortopedici piuttosto che come disfunzioni somatiche, più comunemente l'intera matrice intraossea dell'osso porta il campo di lesione, e attraversa le superfici articolari. Non si percepiscono i pezzi; si approccia l'intero osso e la sua relazione metabolica tra tessuto, spinta fluida e forze biocinetiche e biodinamiche simultaneamente affinché possa avvenire l'autocorrezione automatica nell'intera arena metabolica.

Magoun: No. 11

Correggere l'osso.

Wales/Fulford/W.G. Sutherland – membrane bilanciate, non ossa.

Biodinamica: N. 11

Ottiene l'intero rilasciato attraverso il suo proprio neutro.

Magoun: N. 12

Il punto finale del trattamento facciale è nel rilascio suturale dalle forze applicate.

Biodinamica: N. 12

I punti finali sono un punto di quiete nell'intero, non un rilascio delle tensioni locali del tessuto.

Lettura:

La base ontogenetica dell'anatomia umana, E. Blechschmidt, M.D.
"Fulcri," T. Schooley, D.O., 1953 *OCA Journal*

IL VOLTO

Panoramica più ampia

In realtà, la testa embrionale e il collo superiore sono della dimensione di un seme d'uva.

L'intera testa e il collo superiore crescono come un unico spazio con segmentazioni del campo fluido, come abbiamo descritto in precedenza. Il viso inizia a formarsi intorno a un mese di vita intrauterina. Si completa (scientificamente) intorno ai ventotto anni; tuttavia, continua a rinnovarsi e guarire per tutta la vita, utilizzando le stesse forze interne che vediamo nell'embrione.

C'è una tendenza a rendere il trattamento incentrato sulle forze somatiche; questo necessita di una seria rivalutazione. Il Dr. Still, nel primo capitolo della sua *Philosophy of Osteopathy,* è chiaro riguardo al fatto che la parola anatomia sia olistica e non solo somatica.

Il linguaggio usato nei corsi craniali di base non è accurato dal punto di vista dello sviluppo. La parola cranio non include la mandibola o il collo superiore. La parola testa non include il collo superiore, che fa parte dei suoi campi fluidi. Le parole base, faccia e volta non hanno significato nel quadro dei movimenti di sviluppo. Sono solo anatomia ossea, così come le parole neuro, viscere e condrocranio. Le ossa non pendono l'una dall'altra, sono sospese dalle forze del campo fluido, che, come abbiamo visto nella Fase Due, sono forze antigravitazionali. Mentre ci muoviamo lungo la strada della comprensione dei campi fluidi facciali, muoviamoci verso una visione più ampia e correggiamo le nostre comprensioni.

Il nostro obiettivo è identificare eventuali limitazioni che abbiamo acquisito in relazione al trattamento del viso, del cranio, della testa e del collo superiore e rimodellare la nostra visione d'insieme. Diversi aspetti sono importanti:

L'orecchio non è condizionato dall'osso temporale. L'orecchio è un effetto dei quattro campi fluidi superiori che si muovono verso un fulcro predeterminato, dove vediamo l'orecchio maturo. Non si posiziona completamente alla nascita ma si stabilizza nella forma adulta solo quando i denti adulti iniziano a muoversi. Dalla nascita fino a quasi sette anni, la membrana timpanica è rivolta verso il pavimento. Il trattamento dei problemi dell'orecchio richiede una consapevolezza di tutti i campi fluidi che lo influenzano e dell'intero della zona B. Considerare solo l'osso temporale per i problemi dell'orecchio è un grave fraintendimento della crescita e dello sviluppo. Tuttavia, anche gli adulti guariscono utilizzando gli stessi campi fluidi. L'interezza è maggiore di quanto possiamo immaginare. Ogni cambiamento crea uno spostamento posizionale specifico e l'effetto di un movimento nell'intero.

L'osso temporale è formato da molteplici campi fluidi, non da tre segmenti interni (squamoso, petroso, mastoideo), che sono solo una parte superficiale del risultato.

Il legamento stiloiodeo rappresenta l'anatomia di due campi fluidi, e la superficie inferiore dell'osso è anche influenzata dal campo fluido del viso inferiore e dal campo fluido ioideo.

Trattare il temporale sul suo asse teorico come un osso isolato non è accurato e limita il potenziale terapeutico. Tutto ciò si applica a tutte le ossa craniche. Le forze fluide che posizionano e guariscono sono molto più grandi dei confini suturali.

L'occhio è un'evaginazione del terzo ventricolo. Il chiasma ottico si trova all'interno della lamina terminalis (la parete anteriore del terzo ventricolo). I muscoli dell'occhio provengono dal campo fluido tra le fosse craniche anteriore e media (campo fluido della cintura durale anteriore). L'occhio è un mini cranio; ha ogni strato che vediamo nelle meningi che abbiamo studiato nella Fase Tre. Non riceve le sue funzioni dalla cavità orbitale, che potremmo essere inclini a trattare quando gli occhi sono disfunzionali.

Nel trattamento del trauma cranico, cerchiamo prima di ristabilire l'intero, e poi, se necessario, le parti possono essere affrontate attraverso i campi fluidi. Raramente è necessario.

Nei bambini, il movimento caleidoscopico nell'intera testa e nel collo superiore è la base della normale crescita neuro-viscerale-percettiva-somatica nella testa e nel collo superiore.

TRATTAMENTO DEL VOLTO: PRIMO LIVELLO DI TRASLAZIONE AUTOMATICA

Il cambiamento automatico è un linguaggio usato dal Dr. Sutherland per descrivere la funzione sana. Si riferiva spesso a fulcri sospesi che cambiano automaticamente.

"Il Giro del Pesciolino" è una storia che allude a questo processo ma non lo dichiara direttamente. La descrizione più chiara del cambiamento automatico si trova in un articolo di Alice Paulsen, D.O., nel 1953 *OCA Journal.* Lei riporta molto chiaramente. Purtroppo, il giornale non era conosciuto da nessuno fino a quando Anne Wales me lo diede nel 1989. Non c'era mai stato un insegnamento sul cambiamento automatico dalla morte di Will, fino al 1990 quando fu introdotto il modello biodinamico.

Ci sono voluti molti anni di esplorazione per capire come si potesse avviare il cambiamento automatico su richiesta e quale fosse il suo significato nella pratica. Lo trovo ancora un evento sorprendente. Più tardi, nel 1992, mi sembrava che il cambiamento automatico potesse essere la Biocinetica a cui Blechschmidt si riferisce nel suo lavoro.

Il risultato per me è questo: la Biocinetica è meno descrittiva del processo rispetto a ciò che vediamo osteopaticamente durante il trattamento. La visione Biocinetica non include l'attività vivente, anche se l'autore vede profondamente nel soggetto. Assistere al riposizionamento, risincronizzazione e trasmutazione dell'intero delle parti è un'esperienza che nessuna parola può soddisfare. I principi della Biocinetica si basano sull'assunzione che il cambiamento automatico avvenga ed è un effetto di una forza Biodinamica (il Mare

Intorno a Noi).

Ciò che il cambiamento automatico fa è provare l'Osteopatia.

Le forze terapeutiche interiori "non create da mani umane" sono più di un'idea. Possono essere viste direttamente, non per inferenza. Questo da solo è sorprendente.

La cooperazione e la comunicazione sono dalla natura all'osservatore, non il contrario. La natura esprime l'Osteopatia proprio davanti a noi e lentamente comprendiamo il linguaggio.

La creazione del neutro è un precursore.

La consapevolezza dell'intero corpo fluido come singolarità è necessaria; questo significa che le relazioni segmentali o anatomiche non sono visibili durante il neutro.

Il cambiamento automatico, come lo descrive Paulsen, avviene solo a due o tre cicli al minuto. Un viaggio interessante.

Col passare del tempo, era ovvio che c'erano diversi tipi di cambiamento automatico a diversi livelli di potenza (relativi al ritmo). L'immagine e la potenza del cambiamento automatico sono uniche. Ad esempio, il cambiamento automatico legato alla Marea Lunga è un continuum molto più lento, caldo, simile a un gel rispetto ai movimenti più veloci simili al ping-pong a 2–3 cpm.

Il cambiamento automatico dalla Quiete Dinamica ci muove per primi, poi svela una connessione profonda tra la casa e il mare. Un'onda di quiete con intenzione si muove ovunque e pervade un mondo senza forme. Questo si vede spesso nella cura dei bambini.

La potenza di queste forze di marea fornisce non solo terapie intrinseche ma anche specifiche diagnostiche; si comincia a vedere priorità che vanno oltre qualsiasi capacità umana. Per molti anni ho confrontato meticolosamente il mio riassunto diagnostico con quello della marea, vedendo ogni volta, con rare eccezioni, che trascuravo molte cose. Ho provato più duramente. Il risultato non è stato migliore. Siamo, se paragonati alla saggezza della natura, fragili, indifferenti, idioti mentali. Ora sono completamente contento di seguire un insegnante così amorevole, preciso e magistrale.

Possono volerci alcuni anni per apprezzare l'ignoranza come un dono.

La Marea inizia a insegnarci la moltitudine di risorse naturali e divine che ci attendono.

Mentre lavori, rivedi i principi nel commento sopra per preparare il terreno affinché la Marea ti mostri la sua diagnosi.

Dopo il trattamento, diagramma il cambiamento automatico e confrontalo con il tuo diagramma.

Il Trattamento

Hai già appreso i principi del trattamento nella Fase Due: Stabilisci il neutro se necessario.

Poi vai alla quiete centrale sottostante che collega il mare e la zona B, e aspetta.

Una mente neutra non ha alcun senso del perché stia aspettando.

REVISIONE DELLA TRASLAZIONE AUTOMATICA

1. Il Neutro è Vitale
2. Cambiamento Automatico - Corpo Fluido
    a. Sincronizzazione con la Respirazione Primaria
    b. Tempo dell'Osservatore
    c. La precisione è infinita, così come il potenziale nel momento.
    d. Il Vuoto potrebbe non essere necessario.
3. Forze Terapeutiche vs. Effetti del Trattamento
    a. Rimani con le agenzie terapeutiche.
    b. Evita.
        i. Movimenti fluidi compensatori
        ii. Barriere
        iii. Effetti terapeutici
            1. Durano più a lungo dell'input terapeutico
            2. Il movimento del tessuto è sempre un effetto
        iv. Aumento – aumentiamo attraverso la sincronizzazione
    c. Osservare il specifico e il globale
4. L'Accesso
    a. 2–3 cpm
    b. Vuoto

    c. Aspetta—senso di mare fluido
    d. Appare il pesciolino
    e. Può verificarsi senza vuoto
5. Punto finale
    a. Il modello termina in un sito specifico
        i. Notazione per la prossima visita
        ii. Le forze si ritirano verso la linea mediana come un CV4
        iii. Punto fermo o pausa
            1. Se si fa una pausa, si può passare alla Marea Lunga e poi convertire a 2–3 cpm.
        iv. Schema del lavoro svolto dal cambiamento automatico.
6. Riequilibrio alla fine del trattamento.
    a. Non siamo mai un atto perfetto di coscienza.

MEDITAZIONE SULLA RESPIRAZIONE TORACICA

L'importanza della respirazione toracica ha trasilluminato la storia dell'Osteopatia. I segreti che giacciono nascosti nelle sue camere sono molti.

Tutti noi impariamo l'anatomia macroscopica dei movimenti somatici del torace che trattiamo per ripristinare le varie limitazioni che le abitudini e le malattie possono imporre allo sforzo respiratorio di un paziente.

La relazione tra il movimento della linfa in tutto il corpo e la respirazione toracica è un'altra verità preziosa ereditata dal nostro fondatore, il Dr. Still.

Alcuni di noi sono stati anche addestrati a vedere la respirazione toracica come la forza terapeutica che realizza gli effetti di un trattamento quando il paziente torna a casa (che continua con il trattamento una volta che abbiamo creato movimento nei tessuti).

Gli insegnamenti del Dr. Sutherland riflettono una comprensione intensa della respirazione toracica, del neutro e della capacità del corpo di funzionare come un intero. Il lavoro di Hoover è spesso menzionato da Sutherland. Questi erano i pionieri del trattamento funzionale, l'esagerazione indiretta del movimento della lesione fino a quando non si stabiliva un neutro così intero e quiescente che il diaframma era inerte; cioè, si muoveva senza resistenza.

Gli effetti terapeutici di questa libertà in tutti i fluidi e il livello di riposo raggiunto nel sistema immunitario hanno allontanato molte malattie involutive. Sappiamo molto poco sulla respirazione toracica e sul suo ruolo come forza sincronistica nel benessere del corpo, dell'anima e dello spirito. È certamente più di una semplice attività somatica. La respirazione toracica è in ogni cellula, in ogni goccia, ed è un unico movimento nell'intero. Inizia a vedere quanto profondamente si estende.

La respirazione toracica, quando è in neutro, si muove senza resistenza. È dolce come il respiro di un neonato addormentato!

Quando il respiro è neutro, in quell'equilibrio si riconnette con il mare intorno a noi e la respirazione primaria, poi una pausa, poi un respiro, un respiro nella salute, un respiro embrionale.

La nostra meditazione di oggi riguarda l'osservazione dei diversi livelli di respirazione in noi stessi.

I livelli seguono la direzione della facilità, della barriera fisiologica e della barriera anatomica che sono tradizionali nel metodo osteopatico.

Il nostro viaggio ci porterà verso la facilità, il neutro e il mare; forse si riuniranno.

LE CUCITURE

Studiando i campi fluidi del viso, notiamo che ci sono fessure tra di loro. Chiameremo questi spazi cuciture, perché le parole embriologiche hanno limitazioni distinte.

Le cuciture precedono i segmenti; sono lì prima.
Immagina il disco embrionale protoplasmatico che si avvolge come un intero, dando origine a una forma invisibile.
Gli avvolgimenti sono cuciture.
Se togli un indumento dalla gruccia e lo lasci cadere a terra, si avvolge. Le cuciture sembrano essere effetti di campi fluidi adiacenti, ma non lo sono.
Le cuciture non sono solo davanti, come suggeriscono i libri, ma piuttosto attraversano fino alla parte posteriore della testa.
Le cuciture sono sincronizzate dalla linea mediana centrale (vedi Fase Quattro) in modo che tutte le cuciture ovunque cerchino di essere un unico movimento.

La Pratica delle Cuciture

Questa pratica comporta trovare una cucitura funzionale di interesse e percepire la presenza della Marea Lunga.
Poiché siamo in lesione (non perfetti), la cucitura anatomica, la cucitura del campo fluido e la cucitura perfetta della salute si trovano in posizioni diverse.
La cucitura anatomica si trova facilmente.
La cucitura funzionale è in un'altra posizione e si trova tramite scansione. La salute sarà studiata nella Fase Sette.

Il Trattamento

Trova la cucitura di interesse.
Trova la Marea Lunga nello spazio, non nello spazio tra le strutture. Si percepisce come una stanza vuota e buia. Man mano che il trattamento progredisce, le cuciture si fonderanno in una profonda oscurità (spazio, di nuovo).
Aspetta.
L'accensione avverrà da qualche parte, non necessariamente il terzo ventricolo. Sii consapevole dell'intero, così puoi vedere dove accade.
Aspetta.
Riequilibra la zona B con il mare intorno a noi.

LA CUCITURA DEL VOLTO MEDIO

La cucitura del viso medio è stata notata dopo che il lavoro sui campi superiori, medi, inferiori e ioide era stato chiarito osservando i confini stabiliti durante il cambiamento automatico. Il testo *Biocinetica e Biodinamica della Differenziazione Umana* ha mostrato che gli archi zigomatico e mascellare erano campi fluidi separati. Da questo e da diversi approfondimenti dalla Marea, è diventato chiaro che c'era una cucitura tra di loro.

Dopo che queste informazioni sono state utilizzate nella diagnosi e nel trattamento, è diventato chiaro che questo era un luogo importante. Ulteriori studi hanno rivelato che questa sutura è correlata all'arco dentale, all'eruzione dei denti e ai seni mascellari.

Questa sutura nel campo fluido medio è vitale per la pienezza dell'altezza verticale del viso medio. Nella sindrome di Down necessita di attenzione. È spesso compressa e può involvere. Quindi, dedica tempo ad essa nella pratica.

IL CAMPO FLUIDO DEL VOLTO MEDIO

Questo argomento è eccezionale. Goditelo.
Il campo fluido del viso medio è sotto il campo fluido facciale superiore e sopra quello inferiore.
Ma si estende fino all'area della terza vertebra ventricolare (C3). È sincronizzato con il bacino in modo straordinario.
I tessuti, le viscere e gli elementi neurali sono di vasta portata. In un neonato, è corto e la linea di base è quasi piatta.
Nell'adulto, è alla massima altezza e la base ha un angolo di 125 gradi (sinfisi sfeno-basilare).
Negli adulti, si curva dal premascellare a C3 come una banana, quindi la chiamiamo "la banana."
Dalla nascita fino ai ventotto anni, questo movimento di creazione di una curvatura è sensibile alla vita. Ciò significa che questo campo fluido deve essere abbastanza neutro da permettere che questa curvatura si verifichi nella base cranica e nel tronco encefalico. Se non si flette, il forame magno non cambierà forma, risultando in una pressione sul midollo spinale e sul tronco encefalico, causando problemi neurologici.

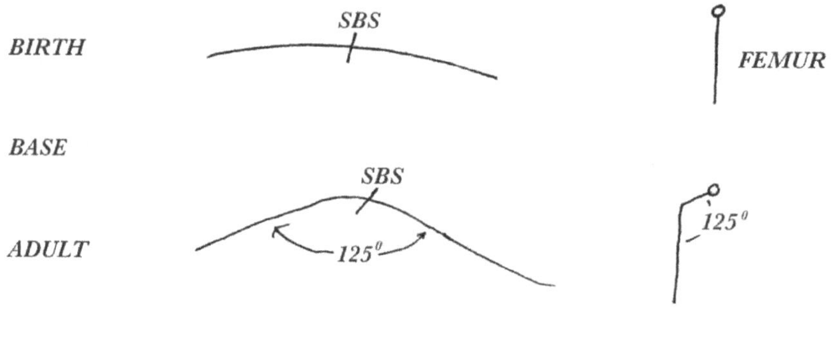

Il clivus in via di sviluppo dipende da questo campo fluido per esprimere la sua angolazione. Anche il cervelletto ha bisogno che la sua forma cambi, così come il tronco encefalico fino all'area C3. Le abilità motorie si sviluppano con questa curvatura, quindi possiamo vedere qui che la matrice interna del sistema nervoso centrale si sta anche curvando, allargando e aumentando in altezza verticale. I seni venosi stanno cambiando forma, così come le meningi, e le ossa stanno cambiando dimensione. Nota che l'occipite squamoso è nel campo superiore e il sopraoccipite è nel campo medio. La tenda superiore è nel campo superiore e la tenda inferiore è nel campo medio. Frank Willard mi ha detto che il cervelletto cresce otto volte più velocemente del cervello in un neonato. Questo significa che l'osso occipitale è sotto l'influenza di due campi, e quindi non dovremmo guardare l'occipite squamoso come uno ma piuttosto due aree dell'occipite con input marcatamente diversi durante l'infanzia.

Il campo fluido della parte centrale del viso ha una relazione sincronizzata con il bacino. Ricorda, non c'è distanza nella mente del corpo fluido.

Man mano che i seni nella testa crescono (insieme al resto), il seno sigmoideo che era dritto alla nascita diventa sigmoideo. Si curva in un piano mentre il clivus si curva in un altro piano, entrambi si muovono verso un'angolazione di 125 gradi. Nel frattempo, il meccanico maestro segue lo stesso progetto e curva i femori.

I femori sono dritti alla nascita. Nel corso del primo anno, iniziano a curvarsi, creando un angolo tra il collo femorale e il corpo fino a raggiungere i 125 gradi. Mentre ciò accade, il diametro trasversale si allarga nei campi fluidi pelvici e la vescica discende. Questi cambiamenti sono sincronistici con i cambiamenti della parte centrale del viso. Come ha detto un pediatra apprendendo questo, "Mi sono sempre chiesto perché il controllo della vescica e lo sviluppo motorio grossolano (cervelletto) fossero così connessi nel loro inizio."

Più comprendiamo l'interezza di questo processo, più sarà facile diventare consapevoli delle parti e dell'intero insieme.

Campo fluido della parte centrale del viso
Incu
Palato molle
Alisfenoide
Mascellare
Zigoma
Osso temporale
ATM
Linea di McBride
Fossa infratentoriale
Tenda inferiore
Cerebellum
Tronco encefalico.
Nuclei dei nervi cranici
Faringe orale
Adenoidi, tonsille
Denti palatini
Midollo spinale (C1-3)
Clavicola

Confine tra i campi di flusso della parte centrale e di quella inferiore del viso
Cavità orale
Tubo digestivo anteriore
Seni paranasali
Polmoni
Lingua
Forame magnum

Campo fluido della parte inferiore del viso
Osso temporale
Articolazione temporo-mandibolare
Malleolo
Mandibola
Sacca - Lingua (si invagina, forma la tiroide)
Legamento sfenomandibolare
C2C3

I muscoli vanno avanti
Viso, lingua, mandibola, articolazione temporo-mandibolare

Campo fluido della parte superiore del viso
Spazio supratentoriale
Tessuto osseo, viscerale e neurale
ATM
Tenda superiore
Cervello
Fulcro di Sutherland
Tenda anteriore
Osso temporale

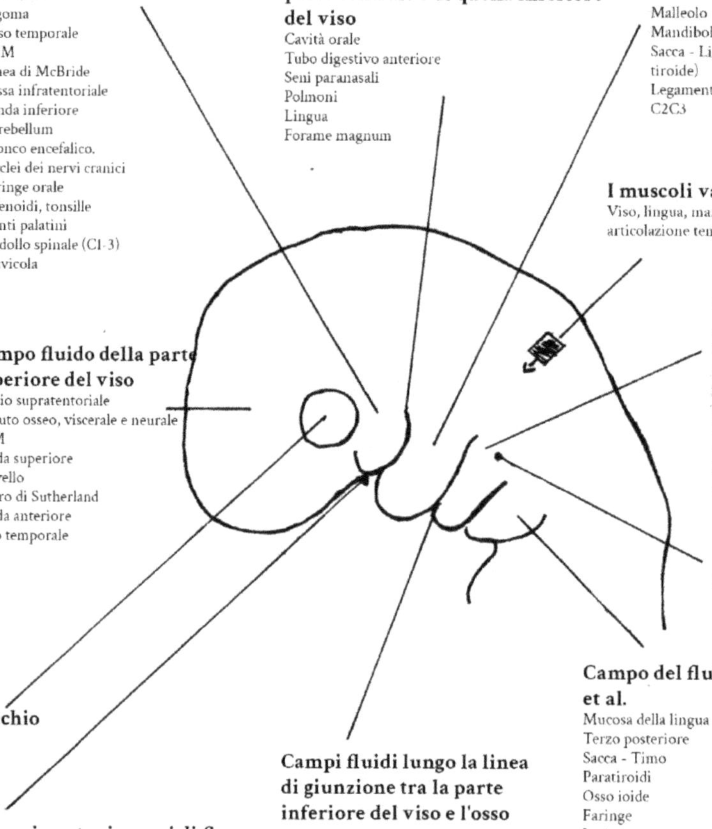

Campo fluido dell'osso ioide
Orecchio
Stapes
Osso temporale
Legamento stiloioideo
Processo stiloideo della mandibola
Sacca – Tonsille
ATM

Orecchio

Occhio

Campo del fluido laringeo et al.
Mucosa della lingua
Terzo posteriore
Sacca - Timo
Paratiroidi
Osso ioide
Faringe
Laringe

Campi fluidi lungo la linea di giunzione tra la parte inferiore del viso e l'osso ioide
Padiglione auricolare
Canale uditivo esterno
Sacca - Cavità timpanica
Tubo di Eustachio

Giunzione tra i campi di flusso della parte superiore e di quella centrale del viso
Invascazione - Naso, Filtrum,
Sutura frontale-zigomatica, Orbite
Occhio
Articolazione temporo-mandibolare
Interfaccia sopratentoriale-infratentoriale
V3, Dreamer
Lamina terminale
Giunzione tra tronco encefalico e cervello
Dotto nasolacrimale
Incavo etmoidale
Seno trasverso

LE STRUTTURE QUI PRESENTATE NON SONO ANATOMICHE. SI RIFERISCONO AI CAMPI FLUIDI DI CRESCITA E SVILUPPO RELATIVI A QUELLA SPECIFICA FUNZIONE.

I SENO NASALI SONO UN UNICO SENO

C'è sempre un altro cambiamento che dobbiamo accettare nella vita.

I seni sono un classico caso di identità sbagliata.

I seni sono chiamati in base alle ossa con cui hanno relazione. Ci viene detto che ci sono seni mascellari, seni etmoidali, seni frontali, seni sfenoidali, seni mastoidei (celle d'aria) e altre funzioni viscerali endoteliali (tuba di Eustachio, orecchio medio) all'interno del cranio che secernono fluidi per proteggere la funzione dalla stasi e dalla malattia successiva. Mantenere questi spazi viscerali aperti è vitale. Il lavoro cranico offre un aiuto aggiuntivo per problemi legati a queste aree. Ma queste non sono aree.

C'è solo un seno.

I seni e tutte le viscere endoteliali della testa sono un unico, cavo viscere. Dopo che il germoglio polmonare si apre e ha slancio, i rami dell'albero dei seni si fondono insieme come un unico seno. Il seme germoglia e un unico tubo emerge. Si dirama. I rami hanno nomi (tutti quelli elencati sopra). L'albero dei seni cresce per ventotto anni, raggiungendo infine la sua immagine completa quando il seno sfenoidale apre l'ultimo ramo nel dorso della sella (appena sotto il terzo ventricolo dove inizia la spirale logaritmica). L'albero cresce durante tutte le fasi della vita. La funzione dell'albero è un unico movimento che supporta tutte le funzioni dei seni e dell'orecchio.

L'albero dei seni ha una zona B e una trasparenza verso il Mare Intorno a Noi. La cucitura appare per prima e crea gli avvolgimenti che formano i rami (le aree individuali). L'apparenza è che i rami crescano dal tronco. La crescita avviene nella forma dello spazio che la Marea apre, e questa è una "direzione di facilità." La crescita dipende dalla cucitura.

La cucitura attorno al bordo dell'albero ha tre nature. Come altre cuciture, questa cucitura ha una cucitura anatomica, una funzionale e una sana. La cucitura con cui vogliamo lavorare è la cucitura funzionale, dove troviamo la Marea Lunga e altre forze di marea. Ma prima, discutiamo cosa fa un seno, poi cosa c'è nella cucitura.

Pensa a quali funzioni svolgono i seni. Pensa al contenuto della cucitura.

LA STORIA GENERALE DEI SENO NASALI

L'albero respiratorio inizia presto. Dopo che i polmoni germogliano intorno alle tre settimane, allora germoglia l'albero dei seni, come lo chiamo io. Cresce per ventotto anni.

Il seno mascellare inizia a formarsi intorno al terzo mese e poi l'etmoide vicino al quinto mese, in utero. Alla nascita, questi sono tutti i seni che abbiamo, ma altre strutture endoteliali si stanno formando (orecchio medio, tuba di Eustachio, cellule d'aria mastoidee).

Dopo la nascita, c'è un'esplosione di crescita. Le fosse craniche posteriori del viso medio crescono otto volte più velocemente dei campi fluidi del viso superiore. Il cervelletto cresce rapidamente rispetto al resto del cervello vero e proprio. I seni sono "rilassati" per un po', ma intorno al quinto mese il seno sfenoidale inizia il suo viaggio di ventisette anni verso la maturità.

I seni frontali non si spostano nel campo superiore fino al quinto o sesto anno, dopo che il campo del viso medio ha subito importanti cambiamenti. Ciò significa che i denti, i seni, la faringe orale, l'orecchio, il cervelletto, il tronco encefalico e il collo superiore hanno subito cambiamenti drammatici prima che il lavoro venga ridistribuito.

Tutto questo è guidato dal progetto che è invisibile, dispiegandosi attraverso le cuciture che aprono spazio per una nuova forma mentre la vecchia si trasmuta.

I seni si ammalano. La risoluzione dipende dal ristabilimento delle funzioni normali. Il movimento nell'intero albero è ciò che muove ogni ramo; pertanto, trattiamo l'intero viscere in una volta. Quando percepisci un seno normale (intero), diversi movimenti involontari sono evidenti: la risposta alla respirazione toracica e la risposta alla Respirazione Primaria.

La respirazione toracica provoca un'apertura generale in tutti i rami.

Questo appare come una dilatazione e ritorno.

La risposta alla Respirazione Primaria è il movimento metabolico come descritto nella Fase Uno. L'aspetto di questo è un unico movimento del viscere cavo attorno a un fulcro centrale; tutti i rami sono sul fulcro. Questo è raro prima del trattamento ma è il determinante del punto finale nella pratica. È sorprendente vedere l'asincronia trasmutarsi e il nuovo movimento elementare riapparire, sapendo cosa significa questo per la salute del seno.

IL PRATICO PER I SENO NASALI

Controlla prima lo stato dell'intero della zona B e riequilibra se necessario.

Percepisci le viscere, non le ossa. Circonda con la mente i bordi del seno (più o meno; non forzare l'immagine, prendi ciò che viene facilmente).

Il viscere si muove come un unico seno cavo attorno a un fulcro centrale (immobilità)?

Oppure

C'è una risposta alla respirazione toracica?

Quando fai valutazioni, se non vedi qualcosa facilmente, allora non c'è. Non spingere per ottenere informazioni—blocca il corpo fluido e il tronco encefalico diventa irritabile (sovraccarico simpatico). Questo rende il campo di lesione opaco, quindi si prova più forte, e così via.

Se decidi di trattare, entra nella cucitura. Sembrerà uno spazio, non lo spazio tra le strutture, ma un'oscurità che è vuota (o così sembra).

Lo spazio può sembrare compresso, avvizzito. Nota questo, ma cerca la salute, una forza terapeutica già presente. Presto troverai una piccola goccia di Marea Lunga che ti aspetta.

Sincronizzati con il suo ritmo interno e la sua intelligenza.

Ricorda, è un affluente del grande Mare Intorno a Noi. Apriti al fulcro per la Marea Lunga. Cosa lo sta generando?

Dopo il punto finale, riequilibra la zona B e il mare intorno a noi. Aspetta finché non li senti connettersi.

SOMMARI SELEZIONATI

N. 1

Ci sono due zone B, una che può lesionare e una nella salute. Ci sono tre livelli di quiete.

Ci sono tre respiri fondamentali: toracico, primario ed embrionale. C'è solo una goccia. È nel mare.

L'interezza è la più piccola divisione della salute.

Non c'è distanza nella mente che muove il corpo fluido. È un unico luogo.

N. 2

La Base Ontogenetica della Differenziazione Umana, E. Blechschmidt

Gli Inizi della Vita Umana, E. Blechschmidt Embriologia Medica di Langman, T. Sadler Sincronicità, C. Jung

Schemi di Rinnovamento, L. van der Post

Il Segreto del Fiore d'Oro, T. Cleary "Fulcri," T. Schooley

Filosofia dell'Osteopatia (cap. 1), A. T. Still

N. 3

Primo respiro, ultimo respiro, un solo respiro. Spazio, vuoto, crogiolo della creazione, santa oscurità.

Il sé muore ed è portato dal sé in terra consacrata.

N. 4

Lo Schema della Lesione Osteopatica:

1. La goccia dal mare, il fulcro di forma e funzione, punto di orientamento, interezza.
2. La linea mediana segmentale.
3. Movimento senza resistenza, direzione della facilità.
4. Barriera fisiologica, il sistema nervoso autonomo rimane indisturbato, confine naturale dell'omeostasi.
5. Barriera non fisiologica, il sistema nervoso autonomo è disturbato, i fluidi iniziano a seccarsi, inizia la stasi, i sintomi sono funzionali, compaiono i primi stadi della malattia, i tessuti sono molli, i muscoli si stancano facilmente, il senso di benessere diminuisce, la coscienza è risvegliata, emergono forze terapeutiche.
6. Barriera anatomica, distorsione della forma e della funzione, la malattia inizia la sua storia naturale, il range di movimento funzionale si rompe e cresce, inesattezze metaboliche.
7. Le stelle e il senso di causa, il senso della propria salute, inalterabile, eterno.

No. 5

Non dividere il corpo a metà. La mano destra sente l'intero e la mano sinistra sente l'intero. Se la destra sente il lato destro e la sinistra sente il lato sinistro, allora crei una falsa linea mediana.

No. 6

Nella Fase Tre abbiamo appreso dei sacchi durali attorno al cervello e al cervelletto. Questi sacchi si giustappongono e creano uno spazio tra i due strati della tenda. Dai nostri studi nella Fase Cinque possiamo ora iniziare a vedere che lo spazio tra le tende è una cucitura che corre fino all'incisura etmoidale. Il nostro senso dello spazio deve crescere man mano che cresciamo.

No. 7

I campi fluidi formano e mantengono le ossa. Quando il campo fluido si lesiona, l'osso si deforma e continua a crescere, deformato. Quando il campo fluido è in grado di andare a neutro, la forma originale inizia a esprimersi.

N. 8

La giunzione cranio-vertebrale si trova a C3. È qui che inizia lo spazio epidurale. L'atlante e l'asse sono entrambi intracranici durante i primi giorni di crescita. I nervi C1/C2 innervano il sacco cerebellare (tenda inferiore). L'idea che il collo inizi a C3 era un tema comune ai tempi in cui studiavo con il Dr. Wales.

N. 9

Iniziamo il trattamento con la quiete e lo concludiamo con la quiete.

N. 10

I colpi all'occipite bloccano i campi fluidi nella parte centrale del viso. Il fulcro che trattiene la lesione potrebbe essere nella parte anteriore.

Evolviamo nella nostra abilità con rimuovendo le lesioni, ma attraverso ciò che apprendiamo nei punti finali.

BIODINAMICA DELL'OSTEOPATIA COLLANA

Questo volume fa parte di una collana di dodici libri dedicati alla Biodinamica dell'Osteopatia. Si raccomanda di leggere l'intera collana nell'ordine previsto, poiché ogni volume si basa sulla comprensione acquisita nei precedenti.

Si raccomanda inoltre di affidarsi a insegnanti e mentori esperti, affinché possano aiutarvi a fare esperienza della piena profondità delle informazioni qui presentate.

La collana completa comprende i seguenti volumi:

La Fase Uno riguarda il movimento involontario, presente sia nell'intero organismo sia nella lesione. Impariamo a sincronizzarci con la respirazione della Respirazione Primaria prima di intraprendere qualsiasi trattamento. Questa sincronizzazione è la chiave per lavorare con ritmi stabili senza irritare il sistema. Il principio della sincronizzazione con un aspetto sano del paziente permea l'intero programma di insegnamento. Tale sincronizzazione sposta la nostra consapevolezza a un diverso livello di ricettività, consentendoci di percepire la Respirazione Primaria anziché il campo della lesione e conducendoci, infine, a comprendere l'intenzione della Respirazione Primaria.

La Fase Due riguarda la comunicazione con le leggi naturali della guarigione che regolano l'attività a un ritmo di 2-3 cicli al minuto. Ci sincronizziamo con la respirazione della Respirazione Primaria e aggiungiamo anche la capacità di percepire il fulcro, la Quiete attraverso la quale la respirazione crea forma e funzione. Si tratta di un tipo di sincronizzazione diversa rispetto a quella della Fase Uno, che ci porta a una consapevolezza più profonda. Quando ciò avviene, il trattamento si esprime automaticamente. Il punto finale del trattamento, rispetto alla Fase Uno, rivela diverse differenze. Scopriamo che questo tipo di sincronizzazione lavora esclusivamente con il corpo fluido e che il risultato del trattamento è più completo rispetto a quando si lavora solo con i tessuti.

La Fase Tre è incentrata sulle attività della Marea Lunga (ciclo di 100 secondi). Esploriamo una forza terapeutica intrinseca già presente nel campo della lesione. Impariamo che il sistema durale non è composto da tre falci, ma da una serie di pieghe all'interno di un sacco, che si sviluppano durante la crescita e lo sviluppo. Scopriamo la relazione tra i sacchi durali superiore e inferiore, rendendoci conto dell'indipendenza di due tentori del cervelletto separati. Realizziamo che la zona D, l'orizzonte e il Filo (lungo il quale la Marea Lunga si muove nel suo corso terapeutico previsto) sono tutti collegati come leggi naturali appartenenti a questo livello della Respirazione Primaria.

La Fase Quattro si concentra sulla Linea Mediana, un luogo in cui le relazioni spaziali si esprimono nella loro totalità. Essa ci sincronizza e ci centra, rendendoci consapevoli della Zona D e della Quiete Dinamica. La Quiete del Terzo Livello, nella Fase Quattro, è diversa dalla Quiete delle altre Fasi: siamo centrati dalla Quiete che si trova al centro della creazione. La nostra intenzione viene sostituita dall'intenzione della Marea, che può favorire il nostro percorso spirituale.

Nella Fase Cinque, ci concentriamo sul viso. Avvicinandoci al viso, utilizziamo tutti i principi che abbiamo appreso nelle Fasi Uno, Due, Tre e Quattro. Lavoriamo con lo spostamento automatico e notiamo differenze rispetto ai vecchi modelli di osteopatia nel Campo

Craniale. Sincronizzandoci con la presenza terapeutica della Marea Lunga, esploriamo ciò che possiamo apprendere dal viso attraverso questa prospettiva. Lavoriamo anche con le Suture, la Quiete Dinamica e l'Ignizione.

La Fase Sei è la continuazione del nostro viaggio nella Totalità che genera la vita e trasmette forze terapeutiche in grado di trasmutare le lesioni una volta che il Neutro è espresso. È un insieme di attività incentrate sulla presenza esterna della Respirazione Primaria, intesa come forza non biologica dotata di una propria personalità. Continueremo inoltre a esplorare le suture e passeremo poi alle estremità, prima in termini embriologici e poi secondo l'insegnamento di Sutherland nella sua opera PowerPoints. La Fase Sei è il momento per costruire la tua comprensione della Marea e affinare le tue capacità.

La Fase Sette mette in evidenza la Salute. Il famoso commento del Dr. Still, "Trova la Salute; chiunque può trovare la malattia", ha tormentato molte menti nel corso dell'ultimo secolo.

Arriviamo a una visione chiara di diversi aspetti interiori della Salute: l'Amore ... la luce liquida ... e una matrice di diamante. Viene trattato un approccio per il paziente terminale e morente. Nella sensazione somatica della Marea che attraversa la Casa sotto il Mare, la nostra consapevolezza viene trasmutata dalla Salute. La lesione è vista come un atto precognitivo della Salute. La Respirazione Toracica, la Respirazione Primaria e l'Ignizione sono una cosa sola. Il paesaggio è vasto ... e i principi della guarigione sono ancora più sostanziali di quanto li avessimo sperimentati prima.

La Fase Otto è un'esplorazione più profonda delle Suture, dello Scambio Ritmico Bilanciato e della Fiamma dell'Intenzione come modalità terapeutica. La Fase Otto rappresenta il culmine della nostra consapevolezza della Totalità e ci conduce, infine, alla Presenza Divina, all'Amore Incondizionato e all'Unità. La Marea vivente domina la consapevolezza, mentre le forme si ritirano sullo sfondo. Il Respiro della Creazione viene percepito dentro di noi come il Centro della Totalità. Si percepisce il proprio dispiegarsi mentre si viene creati. La nostra coscienza è un dono; non ci appartiene e, se cerchiamo di controllarla, perdiamo la Totalità.

La Fase Nove è il momento in cui siamo in grado di valutare e trattare pienamente il Sistema Nervoso Centrale e l'Occhio. Affrontiamo inoltre il Fuoco e la modalità terapeutica dello Shakedown. La vera azione nasce dall'Amore e rende possibile la nostra percezione. Questo Amore è un annullamento di sé e, per sua stessa natura, ci permette di Servire come parte del Perfetto. La percezione può essere impiegata per Servire qualcosa di più grande di noi. Abbiamo cercato di entrare in quel punto di equilibrio tra il Perfetto e la Malattia... un punto in cui il tutto è sostenuto dall'Amore, mentre quest'ultimo opera per incarnare il Completo. In questo punto di equilibrio dell'universo risiede l'Intenzione della Marea, che segue il movimento della distorsione per ricondurla a una relazione Vera con il Progetto della Vita.

Pediatria Uno esplora il modo in cui i bambini crescono come un tutto e non per compartimenti, come talvolta si tende a credere. I bambini vivono nella Direzione della Facilità del movimento presente nei loro campi metabolici fluidi; in caso contrario, si sentono a disagio e necessitano di assistenza. Il tuo trattamento sostiene realmente l'Interezza, oppure presume semplicemente di farlo? Comprendiamo che i bambini non sono adulti e non possono essere trattati come tali. Affrontiamo la modalità terapeutica del Luogo d'Incontro, i periodi prenatale e postnatale, il trattamento del bacino durante la gravidanza, le malposizioni fetali e il parto.

Pediatria Due approfondisce la consapevolezza percettiva necessaria per avvicinarsi al trattamento dei bambini. Approfondiamo la nostra comprensione della Totalità, dei tre livelli di Quiete e del Luogo d'Incontro. Affrontiamo il concetto di Neutro del Deserto, nel quale l'azione terapeutica passa nella sostanza neutra e si rivela come un mistero: il Respiro dell'Amore Divino si riversa come forza terapeutica su un paesaggio desertico notturno, colmandolo e senza lasciare alcun effetto visibile. Approfondiamo ulteriormente il trattamento del bacino e dell'utero durante la gravidanza. Esploriamo la Respirazione Toracica, la Respirazione Primaria nei bambini e il Cerchio Familiare.

Pediatria Tre prosegue lo studio del Flusso terapeutico dell'Attenzione. Approfondiamo la Quiete del Terzo Livello e il Luogo d'Incontro. Il Luogo d'Incontro è facilmente frainteso... il nostro osservatore deve essere così immobile e neutrale da poter osservare il processo mentre si svolge. Il Sistema Nervoso Centrale del bambino può finalmente essere affrontato ai fini della valutazione e del trattamento. Esploriamo la dentizione e la cosiddetta "testa bloccata". Utilizziamo la modalità terapeutica della Fiamma dell'Intenzione e la sua connessione con il Respiro della Vita. Tutto è trasparente al Respiro della Vita.

L'AUTORE

James Jealous, D.O. (1943–2021) è stato un medico osteopata, insegnante e autore. L'opera della sua vita è stata la fondazione e lo sviluppo della **Biodinamica dell'Osteopatia**, una metodologia originale da lui elaborata nell'ambito dell'osteopatia, in continuità con l'eredità del Dr. A.T. Still e del Dr. W.G. Sutherland.

Nato a Saco, nel Maine, crebbe a stretto contatto con l'osteopatia, poiché suo padre era un medico osteopata. Studiò presso il Kirksville College of Osteopathic Medicine nel Missouri (oggi A.T. Still University of Health Sciences), dove conseguì la laurea nel 1970. Successivamente aprì il proprio studio nel Maine rurale, esercitando come medico osteopata di assistenza primaria.

Con il passare degli anni, il Dr. Jealous riconobbe profondi parallelismi tra il lavoro dell'embriologo Dr. Erich Blechschmidt e quello del medico osteopata Dr. William Garner Sutherland. Da questa intuizione nacque il suo personale corpus di insegnamenti. All'inizio degli anni Novanta iniziò a tenere il corso "A Biodynamic View of Osteopathy in the Cranial Field", che, con il progressivo sviluppo della sua specifica metodologia, assunse il nome di "Biodynamics of Osteopathy".

Persona profondamente spirituale, si sentiva pienamente a casa nella natura ed era un appassionato pescatore ed escursionista.

Per ulteriori informazioni, visitare:
https://BiodynamicsOfOsteopathy.com

Vi è un vento che attraversa ogni cosa...
è il movimento della creazione,
il movimento eterno dell'Amore Divino.

www.ingramcontent.com/pod-product-compliance
Lightning Source LLC
LaVergne TN
LVHW070443061126
851858LV00010B/151
* 9 7 9 8 2 5 6 1 9 0 7 4 3 *